CONGRÈS DE LIMOGES

31 MAI — 5 JUIN 1886

LA
PROPHYLAXIE GÉNÉRALE

DES

GRANDES ÉPIDÉMIES

PAR

M. LE D* E. RAYMONDAUD

DIRECTEUR DE L'ÉCOLE DE MÉDECINE

Président de la Société Gay-Lussac

(Conférence faite dans la séance générale du 2 juin 1886)

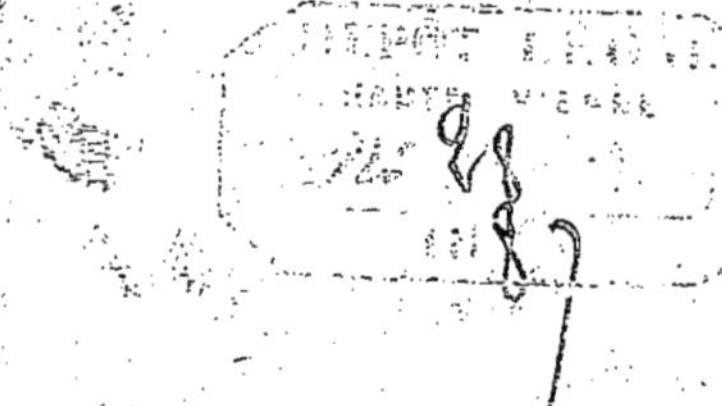

LIMOGES

Vᵉ H. DUCOURTIEUX, IMPRIMEUR-LIBRAIRE

7, RUE DES ARÈNES, 7

1886

LA PROPHYLAXIE GÉNÉRALE

DES

GRANDES ÉPIDÉMIES

CONGRÈS DE LIMOGES

31 MAI — 5 JUIN 1886

LA

PROPHYLAXIE GÉNÉRALE

DES

GRANDES ÉPIDÉMIES

PAR

M. LE Dr E. RAYMONDAUD

DIRECTEUR DE L'ÉCOLE DE MÉDECINE

Président de la Société Gay-Lussac

(Conférence faite dans la séance générale du 2 juin 1886)

LIMOGES

Ve H. DUCOURTIEUX, IMPRIMEUR-LIBRAIRE

7, RUE DES ARÈNES, 7

—

1886

LA
PROPHYLAXIE GÉNÉRALE
DES
GRANDES ÉPIDÉMIES

PAR

M. LE Dr E. RAYMONDAUD

DIRECTEUR DE L'ÉCOLE DE MÉDECINE

Président de la Société Gay-Lussac

Mesdames, Messieurs,

Depuis plus d'un demi-siècle, le monde civilisé subit un tribut funeste et humiliant, le tribut de la mort sur les populations mal protégées. Son attitude, en présence des grandes épidémies qui l'assaillent, implique une soumission résignée à leurs atteintes, et en même temps, le besoin de satisfaire à l'opinion, par quelques démonstrations de défense. Elle ressemble à celle d'un soldat qui, menacé par un ennemi formidable, se présenterait au combat, muni, pour toutes armes, d'un simple bouclier.

Qu'est-ce autre chose, en effet, — à ne considérer que ce qui mérite d'être considéré, — que cet appareil de lazarets et de quarantaines, derrière lesquels nous sommes censés être protégés? — Si, par égard pour les efforts de nos devanciers qui n'ont pu mieux faire, nous voulons conserver ce simulacre de protection, sachons au moins quel degré de confiance nous devons lui accorder et convenons qu'il n'est qu'un accessoire de minime valeur.

Quant à la défense réelle, c'est ailleurs, c'est plus loin qu'il faut la chercher. On la trouvera, en remontant jusqu'à l'origine du mal et en l'attaquant à sa naissance. — Dans ce cas, comme en beaucoup d'autres, pour bien se défendre, il faut attaquer. L'attaque préventive est un mode supérieur de répression ; c'est la répression portée à sa plus haute puissance. Le meilleur moyen de supprimer les invasions, c'est de détruire l'ennemi.

Cette idée n'est pas nouvelle. Elle a inspiré le génie héroïque de l'antiquité. La manière de procéder qui en dérive a souvent été mise en œuvre et souvent avec succès. C'est aujourd'hui un principe, non-seulement de prophylaxie, mais de tactique générale. Outre l'expérience qui en a consacré la valeur pratique, elle a pour elle la légende, l'histoire, la logique, la science.

Nous allons chercher, dans cette conférence, à démontrer les divers points de la proposition qui vient d'être formulée et nous arriverons à conclure que si de nos jours, dans l'ordre d'idées qui nous occupe, cette tactique a été négligée, jamais l'humanité n'a été mieux préparée pour l'appliquer, jamais les circonstances n'ont été aussi favorables pour lui faire produire les immenses résultats qu'elle comporte.

Commençons par la légende : Dans les temps légendaires, le monstre gigantesque, produit des impuretés de la terre, que la fable désigne par le nom et sous la figure symbolique du serpent Python, fut transpercé et mis à mort par les flèches d'or de Phœbus-Apollon, le grand aïeul des médecins, le précurseur des hygiénistes.

Nous ne savons plus au juste si ce fut une expédition patriotique ou une entreprise de salubrité publique qu'accomplit l'audacieux Thésée, quand il partit, avec la jeunesse d'Athènes, pour immoler dans le labyrinthe de Crète, le terrible Minotaure qui dévorait périodiquement ses compatriotes.

Près de cinq cents ans avant notre ère, une invasion colossale, partie de l'Asie, menaça d'engloutir l'intelligence, la sagesse, la vertu, l'honneur du monde ancien, la Grèce, alors dans la vigueur et dans l'éclat de son épanouissement. De merveilleux faits d'armes dont l'histoire garde le souvenir, comme le témoignage immortel de la grandeur morale et de la dignité de l'espèce humaine, Marathon, les Thermopyles, Salamine, Platée, sauvèrent alors la civilisation, les arts, les sciences et la liberté. Mais le péril n'était que conjuré : un désir ardent de revanche restait dans l'âme des Asiatiques ; la crainte du retour des dangers passés, dans celle des Européens ; l'un et l'autre entretenus par les ferments de corruption laissés et fomentés par les envahisseurs dans les pays envahis. — Alexandre, réalisant la pensée de Cimon, d'Agésilas et de son père Philippe, porta la guerre au cœur de l'empire des Perses, détruisit en quelques journées leur puissance et tarit à jamais la source des invasions médiques.

Nous pourrions multiplier ces rapprochements historiques ; nous ne le ferons pas : il faut être discret dans l'emploi de pareils arguments qui ne tiennent au sujet que par le lien collatéral de l'analogie et nous resterons sur la grande épopée macédonienne, dans laquelle il nous plaît de trouver l'image, une image encourageante de la vaste campagne prophylactique que nous voudrions provoquer.

Aussi bien, ce qui, à diverses époques, réussit aux hommes agissant contre leurs ennemis, nous pouvons l'entreprendre, avec d'égales chances de succès, contre l'ennemi commun des hommes, les épidémies. Ici encore les enseignements du passé portent à la confiance et autorisent les entreprises de l'avenir.

Que de maux épidémiques, aujourd'hui disparus, qui furent autrefois la terreur de l'humanité ! Qu'est devenue la peste antique, ce fléau qui désola les pays grecs pendant la guerre du Péloponèse et le monde romain aux IIe et IIIe siècles de notre ère ? — Qu'est devenu ce *règne* mystérieux, mal des ardents, feu sacré, feu Saint-Antoine, feu Saint-Marcel, désolation du moyen âge, qui pendant cinq cents ans, de 857 à 1347, ravagea vingt-huit fois l'Europe et parut affecter une fatale prédilection pour la province que nous habitons ?

Au commencement et pendant une partie du XVIIIe siècle, une épidémie gangréneuse qui portait encore l'empreinte fruste mais reconnaissable des ergotismes et des maux de misère observés pendant le moyen âge, sévit sur la Sologne, le Blaisois, le Dauphiné, l'Artois, la Flandre, l'Auvergne et le Limousin. Mais, dit un auteur spécialiste, le professeur Ch. Anglada, de Montpellier, la durée en a été courte et les ravages infiniment plus restreints qu'autrefois, parce que « le terrain sur lequel elle tombait était moins propre à en féconder les germes ».

Qu'est devenue la peste orientale du VIe siècle ; la peste noire du XIVe, que signala la fameuse halte de Florence, et au XVIIIe, celle de Marseille ? — Il y a quelques années (en 1878), une poussée tardive de cette épouvantable maladie surgit au milieu des steppes de la Russie, à Vetlianka. La répression en fut confiée au général Melikoff : le village fut cerné, brûlé, les habitants mis au séquestre, et par ces rigueurs salutaires, le mal fut exterminé sur place et toute propagation rendue impossible. Des mesures analogues ont également réussi en 1883, aux environs du lac d'Ourmiah.

Ainsi, moyennant une surveillance facile et des précautions que le soin de leur propre conservation impose aux peuples civilisés.

on peut considérer les diverses pestes qui jadis ont ravagé le monde, le mal des ardents, la suette anglaise et bien d'autres affections épidémiques, comme des maladies éteintes.

Mais s'il en est ainsi, quelle confiance ne devons-nous pas avoir dans une campagne sanitaire bien dirigée contre les épidémies nouvelles, le choléra, la fièvre jaune, qui sont loin d'avoir la force de diffusion et de degré de léthalité des grandes épidémies anciennes?

Laissez faire, pourra-t-on dire, et c'est un sentiment qu'il y a lieu de prendre à parti, car il semble gagner du terrain; laissez faire, et comme leurs aînées, celles-ci finiront par s'user avec le temps. — Oui! mais les épidémies gangréneuses du moyen âge ont mis cinq siècles à s'épuiser; les épidémies de peste, bien plus de temps encore, treize cents ans, à partir de la grande épidémie du vi⁰ siècle. Or, ce n'est que depuis cinquante-six ans que le choléra a commencé à visiter l'Europe et la fièvre jaune n'a mis, pour la première fois le pied, sur ses côtes, qu'à la fin du siècle dernier.

Pouvons-nous attendre, à une échéance indéfiniment éloignée et si incertaine, la décroissance spontanée de ces épidémies?

L'expectation n'est donc pas admissible; il faut nous défendre, il faut continuer la lutte.

Jusqu'à présent, comment cette lutte a-t-elle été engagée; comment a-t-elle été poursuivie? Quel en a été le résultat?

Comme dans toutes les grandes épidémies, où les historiens, les chroniqueurs, les médecins s'accordent à reconnaître l'inanité de l'art médical, la thérapeutique opposée au choléra a dû se déclarer impuissante. Plus de cinquante médications ont été essayées; pas une n'a pu rester en possession de la confiance du public ni des praticiens.

En Espagne on a tenté les inoculations préventives. Cette méthode n'a pu supporter le regard autorisé de la science.

Partout, aujourd'hui, on se livre avec ardeur à des recherches biologiques, assurément fort recommandables au point de vue de l'histoire naturelle de la maladie; mais on ne voit pas quel fruit la pratique pourra tirer de ces laborieuses investigations.

Les moyens de protection aujourd'hui en vigueur contre les épidémies exotiques comprennent les lazarets, les quarantaines et leurs accessoires, les postes et les cordons sanitaires.

Les lazarets et les quarantaines sont des institutions assurément dignes d'égards. Les services qu'ils peuvent rendre, la part qu'à pris la France au développement du système sanitaire actuel dont ils ont été les rudiments et dont ils constituent encore aujourd'hui les éléments essentiels, doivent à un double titre nous les rendre respectables.

Ils ont été les premières manifestations du besoin qu'éprouvent les populations de se défendre contre les maux venus de l'étranger. Nés, au xvᵉ et xvıᵉ siècles, dans les villes commerçantes en relation courante avec le levant, Venise, Gênes, Marseille, ils n'étaient alors que des institutions locales, bornant leur action protectrice aux pays dans lequel elles existaient.

Cette action n'a pas été vaine, puisqu'il est avéré que, dans le seul lazaret de Marseille, depuis la célèbre épidémie de 1720, neuf fois la peste a été importée et neuf fois s'est éteinte sur place, presque à l'insu des habitants.

Le même bienfait a été attribué par Fauvel aux postes sanitaires et aux qarantaines institués en Egypte, malgré l'imperfection de leur fonctionnement, contre la propagation du choléra en 1872 et en 1878.

Il est juste d'ajouter comme contre-partie de ces avantages, un fait qui a été signalé par M. le professeur Proust, dans sa leçon inaugurale du Cours d'hygiène de la Faculté de Paris, en 1886, c'est que Venise, malgré son lazaret, a été visitée soixante-trois fois par la peste.

La conférence sanitaire de Paris, en 1852, étendit les mesures protectrices à un ensemble de nations menacées, la Sardaigne, la France, le Portugal. C'est à l'influence de la France qu'est dû ce progrès dans la prophylaxie générale des maladies épidémiques. Ainsi que le fait remarquer le professeur précédemment cité, c'est de la conférence de Paris que date l'hygiène internationale.

C'est encore à l'initiative de la France que fut due la réunion de la remarquable conférence de Constantinople, en 1866. Celle-ci inaugura la période scientifique du système sanitaire actuel.

La conférence de Vienne, en 1874, rejeta, comme inexécutables, inutiles et mêmes nuisibles, les quarantaines de terre; mais elle approuva les quarantaines maritimes; notamment celles de la mer Rouge et de la mer Caspienne.

La question des quarantaines a fait l'objet de discussions importantes aux Congrès internationaux d'hygiène qui se sont succédés, de deux en deux ans, depuis cette époque : à Bruxelles, en 1876, à Paris, en 1878, à Turin, en 1880, à Genève, en 1882, à La Haye, en 1884.

A ce dernier Congrès, la première section, sur la proposition de MM. Brouardel et Rochard, a déclaré qu'il y a lieu de conserver, en l'améliorant, le système des quarantaines.

Ainsi, depuis vingt ans, le système de protection adopté, tend à se perfectionner, mais il ne change pas. Il reste réduit à la question des quarantaines.

D'après les antécédents connus, le fonds le plus certain que l'on puisse faire sur le travail humain appliqué à la poursuite du choléra, repose sur les progrès que l'hygiène doit amener dans l'assainissement des pays.

Il faut faire de l'hygiène partout, chez nous, autour de nous, loin de nous. Autour de nous, pour stériliser, au point de vue de la propagation morbide, le pays devant l'ennemi épidémique dont l'invasion est toujours menaçante, et par ce moyen le faire périr d'inanition, s'il se met en marche; mais il faut surtout empêcher l'invasion de se produire, en ruinant le corps d'armée dans son lieu de formation, et c'est encore à l'hygiène que revient ce rôle et qu'appartient ce pouvoir.

A la parade, qui peut protéger momentanément, il faut ajouter le coup droit qui tue l'ennemi.

Ces idées ont été exposées, par celui qui a l'honneur de parler en ce moment devant vous, dans les deux derniers Congrès internationaux d'hygiène, à Genève et à La Haye.

A Genève, il disait :

« MM. Proust et Fauvel ont exposé les avantages des Commissions sanitaires quand elles fonctionnent régulièrement, mais il reste un danger permanent dans l'existence de foyers endémiques, en différents points de l'Inde. Ce sont ces foyers qu'il faut attaquer au moyen de Commissions permanentes résidant dans ces localités et y étudiant les conditions du développement du choléra. Un autre moyen utile serait de provoquer la formation d'ambulances sanitaires, analogues à celles que Genève a eu l'honneur de susciter pour l'administration des secours aux militaires blessés..... »

M. Fauvel répondit :

« Je m'associe d'autant plus volontiers aux vœux émis que toutes les études faites dans ce sens ont été exposées dans l'ouvrage qui traite de la Convention de Constantinople. Seulement, quand il s'est agi de nommer la Commission de l'Inde, le gouvernement anglais a répondu qu'il était maître chez lui et savait ce qu'il avait à faire ; et, en effet, il a été fait beaucoup, autant qu'il était possible. Mais comment assainir le Gange, dont l'envergûre est de quatre-vingts lieues à son Delta. C'est désirable, mais ce n'est guère possible. Du reste, si on canalisait le Gange, on n'obtiendrait pas la disparition du choléra, car il est endémique dans d'autres ports..... »

La question a été reprise, il y a deux ans, au Congrès de La Haye, sous ce titre :

Projet d'organisation d'une Société de défense contre les grandes épidémies, peste, choléra, fièvre jaune, etc., etc., par le Dr E. RAYMONDAUD, de Limoges.

Voici le texte de cette communication :

« MESSIEURS,

» L'épidémie actuelle de choléra a démontré une fois de plus l'insuffisance des mesures qu'il est convenu de prendre contre l'invasion de ce fléau. Ces mesures sont utiles sans doute, et nous devons rendre grâces aux hommes éminents qui les ont fait prévaloir dans les Conventions sanitaires internationales.

» Le Congrès de la Haye a lui-même sagement agi et bien mérité de l'hygiène en adoptant, dans les précédentes séances, les vœux formulés par M. Proust, et en se prononçant pour le maintien des quarantaines améliorées, conclusions qui se rapportent à cet ordre d'idées. Mais si les mesures qui constituent jusqu'à présent notre système de protection, sont utiles, il faut avouer que leur utilité est restreinte, trop restreinte.

» Elles reposent sur ce principe : Faire la part du mal; le laisser confiné dans son pays d'origine et veiller seulement à préserver de ses atteintes les pays avec lesquels l'Inde entretient des relations religieuses, commerciales ou autres.

» Cependant, malgré l'exécution plus ou moins rigoureuse des mesures prescrites, le choléra passe et la propagation se fait.

» Nous ne pouvons plus aujourd'hui nous contenter d'un état de choses qui permet d'accuser d'impuissance la science et l'administration, qui discrédite l'art médical et détourne du médecin le malade que l'espoir d'un secours réel abandonne.

» Y a-t-il donc autre chose à faire que ce qui se fait?

» Je le crois, et c'est là l'objet de cette communication.

» Ce que je propose, c'est d'attaquer le mal, non pas quand il est en voie de dissémination, mais à son origine; c'est de rechercher, dans son pays natal, les conditions à la faveur desquelles il naît et se développe, de les modifier, de les atténuer, de les détruire.

» On objecte que l'entreprise serait excessive, présomptueuse. On dit, notamment, que les embouchures du Gange embrassent un espace immense, que les travaux nécessaires à l'assainissement de ces seules contrées coûteraient des sommes qu'il est difficile d'évaluer, que d'ailleurs tout gouvernement est jaloux de son autorité, et que celui qui est en cause ne permettrait à aucun corps constitué d'entreprendre des opérations, de s'immiscer dans des ques-

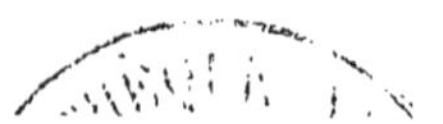

tions administratives, actes d'où pourrait résulter une apparence d'empiétement.

» Ces objections sont sérieuses. — Elles perdent cependant beaucoup de leur valeur quand on se place au point de vue, non de ce qui existe, mais de ce qui pourrait être.

» D'abord, quant à la grandeur de l'entreprise, on peut répondre que ce qui n'est que difficile, peut être fait.

» Pour ce qui est de l'opposition du Gouvernement, elle n'aurait vraisemblablement pas lieu de se produire, si les opérations jugées nécessaires étaient conduites par une société, en tout ou en grande partie composée de ses nationaux, agissant à ses frais, sous la surveillance de l'État, auquel elle ne demanderait que la simple tolérance.

» Une telle société obtiendrait probablement, au lieu de la tolérance demandée, au moins un bienveillant patronage.

» La difficulté financière paraît devoir être une des plus graves à résoudre.

» Je ne la crois pas insoluble.

» En effet, l'intérêt dont il s'agit est celui de l'humanité tout entière. Il est donc logique de penser que chacun de éléments dont elle se compose, collections et unités, comprendront et voudront bien accepter, sinon comme un devoir, au moins comme un acte de protection personnelle, comme un honneur même, d'aider, par une participation contributive, à la réalisation d'un projet capable de satisfaire à cet intérêt.

» Il est bien entendu que la demande de souscription que je viens d'énoncer, devrait être présentée sous les formes les plus libérales. Elle devrait être volontaire, facultative, temporaire.

» Les sommes qui en résulteraient, formeraient, dans chaque pays, le budget de la Société nationale. Chaque Société serait rattachée aux autres, par des liens fédératifs; mais elle serait administrée par un comité national. Toutes seraient reliées à un comité central, directeur, composé de notabilités prises dans leur sein.

» La partie disponible des divers budgets serait employée, après décision de l'Assemblée générale des délégués des Sociétés nationales, au profit de l'œuvre dont l'urgence aurait été déclarée.

» Cette œuvre pourrait être, suivant les circonstances, l'attaque prophylactique du choléra, — ou de la fièvre jaune, — ou de la peste, — ou de toute autre grande maladie épidémique.

» L'affection prise à parti serait poursuivie dans son foyer, aussi longtemps qu'il serait nécessaire pour détruire l'endémie.

» Ce serait l'œuvre fondamentale de l'association.

» Si, au cours de l'entreprise, une grande épidémie éclatait sur quelque point du globe, le comité directeur, qui aurait eu soin de préparer d'avance le cadre d'une ambulance expéditionnaire et les objets en nature que suppose son fonctionnement, enverrait personnel et matériel, là où des secours seraient demandés.

» Telle est, Messieurs, dans son exposé sommaire, l'idée que j'ai cru devoir soumettre à vos délibérations.

» Elle se résume essentiellement dans cette proposition : joindre l'effort individuel, multiplié à l'infini par l'association, à l'effort administratif, représenté par les conseils sanitaires internationaux.

» C'est la mise en pratique de cette maxime virile : Aide-toi toi-même.

» C'est l'application de ce principe stratégique : faire de l'agression contre l'ennemi, notre principal moyen de défense.

» Toutes les dispositions secondaires, tous les détails qui figurent dans la conception qui vient de vous être présentée, pourront être modifiés, augmentés, supprimés par la discussion.

» Ce qu'il importe seulement de retenir, c'est la proposition réduite à son principe essentiel. Si la Section la prend en considération, je prierai M. le Président de vouloir bien la consulter sur cette première question :

» La Section est-elle d'avis qu'il y a lieu de provoquer la création d'une Société universelle de défense contre les grandes épidémies : choléra, fièvre jaune, peste, etc., etc.

» Si cette première question est résolue dans un sens favorable, je demanderai qu'une Commission soit nommée pour étudier l'organisation de la future Société, ses attributions, les moyens de pourvoir à la constitution de son budget, etc., etc., et présenter, le plus tôt possible, un rapport sur ce sujet. »

Cette communication fut faite dans la séance du 26 août 1884, de la 1ʳᵉ Section du Congrès, sous la présidence de M. le professeur Corradi, de Pavie.

L'heure avancée n'ayant pas permis de procéder immédiatement à la discussion, elle fut ouverte, dans la séance du lendemain, sous la présidence de M. Corfield, professeur d'hygiène au collége de l'Université de Londres,

MM. Liouville (de Paris), Dutrieux-Bey (d'Alexandrie) et Layet (de Bordeaux) y prirent part.

Les conclusions du projet furent adoptées.

« M. le Président Corfield propose que le Comité d'organisation du prochain Congrès, nomme une Commission pour réaliser l'idée de M. Raymondaud.

» Cette proposition est acceptée. »

(Compte rendu du 5ᵉ Congrès international d'hygiène et de démographie, à La Haye, du 21 au 27 août 1886.)

Messieurs,

Le sixième Congrès international d'hygiène devait se réunir à Vienne, cette année même, et l'auteur du projet se proposait d'y présenter les développements qu'il est heureux de soumettre aujourd'hui à votre bienveillante attention. Mais le Congrès de Vienne est retardé d'un an. Pour des raisons qu'a bien voulu faire connaître, au nom du Comité d'administration de la Société autrichienne d'hygiène, le premier Vice-Président, M. F. de Stach, le Congrès ne se réunira qu'en 1887.

Il n'y a pas lieu, au point de vue de la question qui nous occupe, de regretter cet ajournement.

Le temps est nécessaire à l'évolution des idées.

Il y a plus de trente-cinq ans que M. le Dr Bonnafont travaille à la propagation de celle qui fait la base fondamentale de notre projet, « l'attaque du choléra à sa source première ». Cette idée a été préconisée par l'un des membres les plus distingués de l'Académie de médecine, le Dr Roche; elle a été exposée et défendue, ainsi que l'a rappelé M. Fauvel, à la Conférence internationale de Constantinople. Elle a même été présentée comme un principe applicable, de préférence a tout autre, par un des membres du gouvernement français en 1865. « Pour préserver nos populations et l'Europe tout entière contre les atteintes périodiques du choléra, dit M. Béhic, alors ministre de l'Agriculture, du Commerce et des Travaux publics, il semble qu'on devrait plus encore chercher à étouffer le mal à sa naissance qu'à l'entraver sur sa route. »

Pourquoi cette idée si naturelle, souvent reproduite, si bien patronnée, n'a-t-elle pas jusqu'à présent fait son chemin? — C'est sans doute, parce qu'il faut du temps à une idée nouvelle pour pénétrer dans les esprits; c'est que si l'opinion, sous la pression du danger, se laisse facilement incliner dans le sens d'une protection efficace, elle est prompte à s'en distraire et à s'en désintéresser, lorsque le danger a disparu; c'est qu'en mettant à la charge de l'administration anglaise dans l'Inde, comme l'ont fait quelques critiques mal inspirés, l'obstruction des canaux, la rupture des digues, la destruction des travaux de déviation des eaux du Gange et du Bramapoutre, on disposait mal cette administration à entrer dans la voie des améliorations si nécessaires à la salubrité du pays; c'est enfin, qu'en demandant, au gouvernement anglais, au nom de l'intérêt universel, les dépenses considérables que nécessitent ces améliorations, on dépassait réellement les limites de la stricte

équité. Aussi ne devons-nous pas être étonnés de la fin de non rece-
voir, exprimée par le gouvernement anglais, à la suite de la Conférence de Constantinople.

La dernière objection qui vient d'être formulée, l'une des prin-
cipales, tombe devant le projet nouveau :

Ce n'est plus un seul gouvernement, c'est une Société privée,
puissante, universelle, qui serait chargée de la conduite et des frais
de l'entreprise. Pour ménager toutes les susceptibilités, tous les
scrupules, cette Société pourrait déléguer, pour les opérations à ef-
fectuer dans l'Hindoustan, une Commission essentiellement composée de nationaux Anglais et Hindous, qui agirait sous la surveillance des États souverains respectifs.

Quant à la grandeur de l'entreprise, c'est à peine si, aujourd'hui,
on peut en faire une objection. Nous vivons dans un temps où
les entreprises gigantesques ont le privilége de captiver l'opinion.
Elles attirent, séduisent et, ce qui augmente leur puissance de
prosélytisme, elles réussissent! De grands faits contemporains
confirment le vieil adage que le succès se range volontiers du côté
des audacieux. L'assainissement du Delta du Gange est-il donc
une entreprise plus considérable que le percement des grands
isthmes de Suez et de Panama, l'un accompli, malgré le pessimisme
des augures, l'autre en bonne voie d'exécution; est-il comparable
aux immenses travaux projetés à travers le continent africain,
travaux qui arriveront certainement, dans un avenir prochain, à
être réalisés, au grand avantage de l'humanité?

Nous n'avons plus à insister sur la démonstration des principes
sur lesquels repose notre projet, puisqu'une imposante assemblée, composée de savants des plus autorisés de toutes les nations
du monde, a sanctionné ces principes en déclarant « *qu'il y a
lieu d'organiser une Société universelle de défense contre les grandes épidémies, peste, choléra, fièvre jaune, etc., etc.;* puisqu'il res-
sort de la communication dont la conclusion a été adoptée, que la
Société qu'il s'agit d'organiser doit tendre au double but : 1° de
joindre à l'action administrative, déjà en fonction, l'effort individuel
multiplié par l'association; 2° de faire de l'agression contre l'ennemi notre principal moyen de défense.

La phase nouvelle qu'il s'agit d'accomplir, c'est de se mettre en
mesure, par une étude préalable de la question, dans ses détails,
de concourir à l'œuvre de la Commission qui doit être nommée
au début du prochain Congrès, conformément à la proposition
de M. le Président Corfied, acceptée par la 1re section du Congrès
de La Haye, pour déterminer les voies et moyens d'exécution du
projet.

Or, le temps, si nécessaire pour faire pénétrer dans les esprits la possibilité de réaliser les idées encore non appliquées, se fait aussi l'auxiliaire de ces idées en suscitant des moyens favorables à leur réalisation.

Ainsi nous considérons comme une circonstance éminemment avantageuse au projet qui nous intéresse, la présence de l'armée française d'occupation dans la presqu'île orientale de l'Inde.

Par ce fait, disparaît une des plus sérieuses difficultés du début; celle qui consistait à rendre favorable au projet l'administration anglaise dans l'Hindoustan. Nous pouvons aujourd'hui intervertir l'ordre des opérations et commencer à faire sur le cours du Sang-Koï et du Cambodge, ce qu'il y aura plus tard à faire dans les vallées et dans le Delta du Gange et du Bramapoutre. Réussissons au Tonkin, en Annam, en Cochinchine et ce succès entraînera, par voie de conséquence, la réussite dans l'Inde anglaise.

Normalement, que faut-il pour commencer? Que la Société se constitue et qu'elle obtienne du gouvernement français l'autorisation de procéder à ses propre frais, sous le contrôle de l'État, à l'assainissement des vastes contrées que son armée occupe. Cette autorisation obtenue, il y aura nécessairement, avant d'agir, à étudier les besoins du pays et les moyens d'y satisfaire.

Ce sera l'œuvre de Commissions locales, qui auront à s'entendre, à se communiquer leurs informations, à combiner leurs vues, et d'où sortira un programme de questions à résoudre pratiquement. Nous ne pouvons, dans notre ignorance de tout ce qui touche à ces localités lointaines, avoir qu'une idée bien insuffisante des solutions qui leur seraient applicables. Il en est une cependant que les renseignements arrivés jusqu'à nous rendent plausible. Depuis longtemps, on a attribué une influence cholérigène à l'habitude qu'ont les Indiens de ne prendre aucun soin des cadavres et de les abandonner, sur le sol, à la décomposition spontanée. Sans attribuer à cette négligence une influence spécifique, on ne peut méconnaître qu'il y a là une cause puissante d'insalubrité.

Or, n'oublions pas que l'Orient est le pays natal de l'incinération des cadavres; que les rares crémations qui ont été faites de nos jours en Europe, suivant le mode originel, le bûcher, celle de Florence, en 1870, celle d'Etretat en 1884, l'ont été par des familles indiennes, pour des sujets indiens, et que l'énormité des frais et des difficultés qu'ont entraînés de pareilles opérations, prouve combien ces peuples tiennent à leurs antiques usages. Si donc les pauvres Indiens laissent à la voirie les cadavres de ceux qui leur furent chers, c'est probablement qu'ils n'ont pas les moyens de les faire brûler.

Cette présomption se trouve confirmée par le passage suivant du rapport de MM. de Cristoforis et Pini, l'un Président, l'autre Secrétaire de la Commission internationale de crémation, publié en 1883 :

« Dans toute la région immense du Gange et dans les vastes contrées qui s'étendent de l'Hymalaya à Bombay, dans lesquelles sévissent les plus terribles épidémies, l'homme pourvoit presque instinctivement à sa propre conservation en détruisant par le feu les cadavres de ses semblables. Jusqu'ici, il n'a pas été possible de substituer à la flamme libre, des appareils crématoires fonctionnant avec rapidité et économie. Il appartient à l'Europe de remplir cette mission civilisatrice, afin que la crémation des cadavres devienne dans l'Hindoustan un véritable moyen de préservation et de salubrité. »

Nous sommes en mesure de répondre au desideratum exprimé par les honorables rapporteurs, en faveur des Indiens que protège aujourd'hui le drapeau français. L'un des moyens pratiques à employer serait un modèle réduit de l'appareil du professeur Kuborn, de Liége, ou une imitation du *crématoire ambulant* que nous avons proposé nous-mêmes, dans un autre but et qu'ont adopté, en principe, le Conseil central d'hygiène et le Conseil général de la Haute-Vienne.

En satisfaisant ainsi aux aspirations des Indiens de la presqu'île orientale, tout en observant les prescriptions de l'hygiène, nous concourrions aux vues de saine politique coloniale que professe actuellement le gouvernement de la France : « Le programme de M. de Freycinet, dit un journal du pays (du 16 mars 1886), a pour but, en ce qui concerne les colonies françaises, d'introduire parmi les peuples d'Asie les bénéfices de la civilisation européenne, tout en respectant les us et coutumes religieux et autres des habitants. »

La constitution de la vaste association qui représente le rouage principal de notre projet, ne pouvant être qu'une œuvre longue et difficile, nous pensons qu'il serait bon, pour ne pas perdre de temps, de demander au Gouvernement français, d'instituer immédiatement dans l'Indo-Chine des Commissions d'études hygiéniques préalables, dont la Société, une fois constituée, aurait à utiliser les travaux et même un office hygiénique chargé d'essayer, sur une échelle restreinte, les opérations que la Société pourrait plus tard avoir à généraliser.

Attacher à notre cause les indigènes par un des moyens les plus capables de les toucher, le respect de leurs rites traditionnels, et la facilité de les pratiquer ; chercher à les gagner en leur faisant du bien, procédé trop peu employé dans les tentatives de colonisation; préparer l'avenir de notre colonie, en assainissant le pays; protéger immédiatement la santé de nos soldats, de nos marins, de tous nos nationaux, qu'une infinité de motifs attirent déjà en Orient; activer ce mouvement d'immigration qui doit avoir pour effet de répandre dans ces contrées la langue et l'influence françaises; donner l'exemple d'une grande idée à réaliser; mettre en train une œuvre dont les résultats peuvent être incalculables, voici un aperçu des bienfaits qui dépendent de cette initiative.

L'attaque prophylactique du choléra dans l'Inde est l'indication formelle donnée par la logique. C'est l'application obligée de ce précepte de philosophie générale, si impérieux en thérapeutique : *principiis obsta*. Ce qui n'est aujourd'hui qu'un simple trait dans le possible, deviendra tôt ou tard la loi de la nécessité, la voie battue de la pratique.

Ne nous laissons pas devancer par personne dans cette noble carrière. Assurons à notre pays l'honneur d'y faire les premiers pas.

En émettant l'avis qui précède, nous restons fidèle au principe que nous avons posé : joindre à l'action administrative, l'effort individuel. C'est par le concours de ces deux puissances, l'initiative privée et l'administration, qu'on peut obtenir les plus grands résultats. On dit avec justesse, qu'en France nous sommes trop habitués à nous abandonner à la tutelle des pouvoirs publics. Il n'est pas moins vrai que cet appui est souvent indispensable à l'initiative individuelle la plus féconde. Nous en avons eu un mémorable exemple au siècle dernier, dans l'histoire des régions dont nous nous occupons : si le gouvernement de Louis XV eût secondé les prodigieux efforts de deux grands Français, La Bourdonnais et Dupleix, peut-être aujourd'hui serait-ce l'influence française qui dominerait dans la presqu'île de l'Hindoustan !

Mais laissons-là ces souvenirs de guerre. Il suffit de les avoir rappelés pour ramener les esprits sérieux qui veulent bien nous suivre dans cette étude, vers une lutte bien autrement capable de les satisfaire que la guerre de nation à nation, la lutte de l'homme contre les fléaux de l'humanité.

Celle-ci peut mettre en jeu, aussi bien que la première, les plus mâles passions de l'âme, l'attrait du péril et le mépris de la mort, les grandes conceptions de l'esprit et l'exécution laborieuse et savante. Ce qu'elle a de moins, ce sont les violences et les dévastations inutiles, les brutalités de la force et les succès équivoques de la ruse. Cette lutte dont nous entrevoyons la grandeur et les bienfaits, c'est la guerre idéale, auguste et sereine, où la justice n'est jamais violée, la conscience jamais incertaine, où l'homme, suivant une impulsion vraiment divine, prend pour but l'intérêt vital du genre humain, l'assainissement de sa résidence terrestre, œuvre si pure, si noble et si haute qu'elle fait comprendre les élans inspirés de l'apostolat et les ivresses du dévouement !

Cette guerre entraînante, nous voudrions la voir s'allumer partout où règne le fléau épidémique. Dans le golfe du Mexique, contre la fièvre jaune, au cœur de l'Asie, contre les reliquats de la peste, au Bengale, contre le choléra. Ce sera l'œuvre du temps, du temps nécessaire, avons-nous dit, à l'incubation des grandes idées. Mais il y a, même dans l'ordre métaphysique, des procédés de culture qui activent l'éclosion et le développement des germes : il y faut surtout de la chaleur; chaleur du cœur, chaleur de la pensée, chaleur de la parole. Cet élément existe, abondant, en France. La France est la serre chaude des idées. C'est à la nation française, qui a fait les Croisades et dans laquelle, malgré le positivisme des temps, vit toujours l'esprit chevaleresque, d'entrer la première dans la voie nouvelle si digne d'être inaugurée par le xix° siècle,

« Ce siècle grand et fort et qu'un noble instinct guide. »

Le projet que vous venez d'entendre exposer, Mesdames et Messieurs, est confié à votre sollicitude. Après avoir subi le contrôle et l'approbation des Corps savants, il s'adresse aujourd'hui à l'opinion publique, si gracieusement représentée dans cette enceinte. Une fois déjà, dans une de nos réunions intimes, la Société Gay-Lussac a bien voulu l'accueillir et s'y intéresser. Si le Congrès le trouve également digne de son appui, nous le prierons d'émettre un vœu pour que le gouvernement français veuille bien s'occuper d'instituer dans l'Indo-Chine des Commissions ou même des offices d'hygiène, en vue de préparer l'extinction du choléra.

A la suite de cette Conférence, M. Garceau, ingénieur en chef des ponts et chaussées, qui occupe le fauteuil de la présidence, après s'être fait l'interprète des sentiments de l'Assemblée en remerciant le docteur Raymondaud, met aux voix le vœu formulé par l'honorable conférencier. Ce vœu est adopté à l'unanimité.

(Voir les comptes rendus du Congrès, séance générale du mardi 2 juin.)

Limoges, imp. Vᵉ H. Ducourtieux, rue des Arènes, 7.